Ueber

die neue

Preufsische Pharmacopoe.

Eine Antikritik mehrerer darüber erschienenen Beurtheilungen.

Vom

Dr. H. F. Link,

Königl. Preufs. Geheimen Medicinal-Rath, Ritter u. s. w.

Aus Rust's und Casper's krit. Repertorium für die gesammte Heilkunde besonders abgedruckt.

Berlin, 1828.

Gedruckt und verlegt

bei G. Reimer.

Die neue Preufsische Pharmacopoe ist bald nach ihrem Erscheinen von mehrern Gelehrten sehr genau beurtheilt worden. Man ist nicht bei den Hauptsachen stehn geblieben, man hat unbedeutende Schreib- und Druckfehler gerügt, wofür die Herausgeber sehr dankbar seyn müssen, weil es ihnen Gelegenheit giebt, bei einer vielleicht bald anzustellenden Durchsicht die letztern zu verbessern. Sie haben mit Vergnügen gesehn, dafs der Tadel der Hauptsachen auf Mifsverständnissen beruht, und dafs unter den Druck- und Schreibfehlern nicht ein einziger arger Fehler ist, sondern dafs sie nur unbedeutend können genannt werden, ja dafs vielleicht keine Pharmacopoe ist, welche der letztern Fehler so wenige enthält. In der Hoffnung, dafs noch mehrere Beurtheilungen folgen werden, und dafs es dann zu weitläuftig seyn würde, auf alle zugleich Rücksicht zu nehmen, will ich über die bis jetzt erschienenen hier meine Bemerkungen machen — keinesweges um dadurch zu erkennen zu geben, als ob das Gute dieser Pharmacopoe von mir herrühre — es möchte schwer seyn, einem jeden der Commissarien seinen Antheil auszumitteln, — keinesweges weil ich durchaus Alles in der Anordnung und Ausführung billige. Es sind Schritte zur Verbesserung der Pharmacopoe geschehn, aber es ist nicht Alles gethan.

Es sey mir erlaubt, hier manches anzuführen, was sich für die Vorrede der Pharmacopoe nicht recht schickte, hier aber vielleicht von einigem Nutzen seyn kann.

Die Verfertigung einer Pharmacopoe setzt medicinische Erfahrung, chemische und botanische Kenntnisse und endlich practische Bekanntschaft mit dem Apothekerwesen voraus, Eigenschaften, welche nicht in Einer Person vereinigt seyn können. Chemie und Botanik sind, wie man sagt, positive Wissenschaften, Ein Chemiker und Ein Botaniker werden also für eine Commission zur Verfertigung der Pharmacopoe hinreichen. Der practische Apotheker hat zu grofses Interesse an der Einführung und Verwerfung, so wie an der Art der Bereitung mancher Arzneimittel, so dafs es sichrer ist, das Geschäft desselben in einer solchen Commission nicht einem einzigen anzuvertrauen. Aber am meisten weichen die Ansichten der Aerzte von einander in dieser Rücksicht ab, und Einseitigkeit droht hier von allen Seiten, so dafs die Zahl von vier ärztlichen Mitgliedern aufser dem Director in der Commission zur Verfertigung unserer Pharmacopoe nicht zu gering seyn möchte. Es ergab sich bald, dafs ohne Vorarbeit eine so sehr zusammengesetzte Versammlung nicht berathen konnte; die vier technischen Mitglieder, Hermbstädt, Schrader, Staberoh und ich hielten besondre Zusammenkünfte, um vorzubereiten, was in der ganzen Versammlung zum Vorschlag kommen sollte. Man erwählte mich zum Referenten der technischen Abtheilung im *Plenum* und Hr. Staberoh führte in beiden Versammlungen das Protocoll. Der Director der Commission, der verstorbne Formey, sprach bald seine Meinung dahin aus, dafs er wünsche, so wenig als möglich in der Pharmacopoe von 1813 zu verändern, oder ihr hinzuzufügen; genauere Beschreibungen der Arzneimittel und genauere Angabe der Kennzeichen wurden verworfen, auch bei den gebräuchlichsten Präparaten entschlofs er sich nur schwer zu einigen Veränderungen in der Bereitungsart. Seine Krankheit verzögerte die Arbeit sehr. Erst nach seinem Tode kam das Manuscript der Pharmacopoe, ganz nach den Bestimmungen der Commission, mit einer Vorrede des verstorbnen Berends zu Stande; von beiden besitze ich Abschriften, von der letztern das Original. Das Manuscript selbst lieferte ich, auf Befehl, dem Hrn. Geheimen-Ober-Medicinalrathe Langermann zur Beurtheilung aus. Durch zufällige, nicht vorher zu sehen gewesene Umstände, deren Erörterung nicht hierher gehört, blieb dasselbe lange Zeit liegen, und nach dieser Frist bestimmte mich dann das mündliche Urtheil des Hrn. Langermann über den Entwurf der Pharmacopoe selbst sowohl, als über die Lage, worin sich die Sache befand, zu einer Revision. Dem Hrn. Staatsrath Hufeland und mir wurde die Herausgabe übertragen; ich suchte am Rande des Manuscripts die Beschreibungen und die Angaben der Kennzeichen genauer zu machen, und setzte mich darüber in Verbindung mit den Hrn. Staberoh und Mitscherlich; der verstorbne Berends versprach eine genaue Revision in Rücksicht auf die lateinische Sprache, und da die lange genug verzögerte Sache eilte, so mufste Hr. Hufeland die Angabe der Dosen und andere Veränderungen meistens beim Drucke selbst zusetzen. Berends erkrankte und starb, die Correctur in Rücksicht auf die Sprache übernahm ein andrer, und die Vorrede, welche nicht ganz mehr pafste, mufste ich ändern, an der man auch den ungleichen Stil nicht verkennen wird. Dieses zur Entschuldigung nicht für das Ganze, denn deren bedarf es nicht, sondern für einige Schreib- und Druckfehler, welche ungeachtet des langdauernden Drucks sich eingeschlichen haben.

In der Commission zeigte sich bald der bekannte Gegensatz medicinisch-practischer Ansichten in Rücksicht auf den Arzneivorrath. Einige wollen von dem Arzneischatze nichts wissen, sie verlangen, dafs ein Arzneimittel gewissenhaft eben so angewendet werde, als der es verordnete, welcher Erfahrungen darüber bekannt machte, sie führen auf die Unsicherheit aller medicinischen Theorieen zurück, welche stets der Erfahrung weichen mufsten, sie tadeln die Vermessenheit der Chemie und jeder andern Wissenschaft, welche sich hier als Schiedsrichterin einmengen will. Andre hingegen machen aufmerksam darauf, wie schwer es überhaupt sey, Erfahrungen anzustellen, wie sehr man dabei Täuschung von aufsen und Selbsttäuschung fürchten müsse; sie halten es für durchaus nothwendig zum Einfachen zurückzukehren, als dem einzigen Wege zur Wissenschaft in der Arzneikunde. Es schien mir ein Mittel übrig, beide Gegensätze zu vereinigen. Keine Pharmacopoe verlangt, dafs alle darin verzeichneten Arzneimittel immer in den Apotheken sollen vorhanden seyn; in einigen werden durch ein Zeichen diejenigen bemerkt, welche immer und in allen Städten vorhanden seyn müssen; in andern hat man sogar ein andres Zeichen für diejenigen, welche nur in den Apotheken grofser Städte vorhanden seyn müssen; auch bei uns ist die *Series*, wonach die Apotheken visitirt werden, verschieden von der Aufzeichnung der Mittel in der Pharmacopoe. Wenn man, dachte ich, einen zweiten Theil der Pharmacopoe gäbe, worin alle die Mittel, welche nicht immer vorräthig seyn dürfen, aufgenommen wären, so würde man den Aerzten willfährig seyn können, welche eines oder das audre Lieblingsmittel aufgeführt wünschen. In der medicinisch-chirurgischen Gesellschaft bei **Hufeland** las ich zuerst einen Aufsatz über diesen Gegenstand vor, und als ich nachher in der Commission einen Antrag dieser Art machte, erhielt er allgemeinen Beifall. So entstand der von vielen Beurtheilern der Pharmacopoe sehr mifsverstandne zweite Theil. In diesen gehören zuerst die Arzneimittel, welche der Apotheker nicht vorräthig halten kann, sondern sie bei jeder Vorschrift bereiten mufs, ungeachtet sie für sehr wirksam erkannt werden, wie *Linimentum ammoniatum* u. a. m., ferner solche, welche die Verfasser der Pharmacopoe im Ganzen nicht für unumgänglich nothwendig halten, welche aber dennoch von diesem oder jenem ausgezeichneten Arzte gerühmt und gebraucht werden. Ich gestehe gern, dafs die Gränzen zwischen dem, was man in diesen zweiten Theil aufnehmen, und dem, was man ganz verwerfen soll, schwer zu ziehn sind, und es blieb uns nichts übrig, als uns Listen von den Arzneimitteln zu verschaffen, welche in Berlin noch jetzt verschrieben werden, wobei auch die Wünsche berücksichtigt wurden, welche von andern Medicinal-Collegien in der Monarchie geäufsert waren, und danach ist der zweite Theil zusammengestellt. Er ist folglich als ein Anhang zu betrachten, und nur der erste Theil ist als dem entsprechend anzusehn, was man sonst gewöhnlich Pharmacopoe zu nennen pflegt. Zwar ist dieses deutlich genug in der Vorrede gesagt worden, aber da man uns doch mifsverstanden hat, so kann eine Wiederholung nicht schaden.

Die Vortheile dieser Einrichtung sind ebenfalls in der Vorrede zur Pharmacopoe angegeben. Zuerst wird dadurch erlangt, dafs Arzneimittel, wie sie hier aufgeführt sind, überall im Staate auf eine gleiche Weise bereitet werden. Gewöhnlich finden sich in den Apotheken Vorschriften, welche ein Apotheker dem andern mitzutheilen pflegt, ältere, jüngern, wie es sich trifft, und nach der Meinung des Arztes, der sie zuletzt angab oder veränderte, zusammengesetzter, einfacher, mit unnützen Dingen mehr oder weniger überladen, oder vorwitzig von Mitteln befroit, welche dennoch wirksam sind. Viele dieser Vorschriften werden geheim gehalten, wenigstens dem nächsten Nachbar nicht mitgetheilt, damit er nicht auch seine Vortheile geniefse, oder den Absatz schmälere. Der andre Vortheil ist für den verschreibenden Arzt. Er kann jetzt mit wenigen Worten ein sehr zusammengesetztes Mittel verschreiben, wovon er sonst entweder eine Vorschrift dem Apotheker ein für allemal geben, oder sie in irgend einer ältern Pharmacopoe nachweisen mufste. Darum haben wir auch manche sehr einfache Vorschriften weggelassen, weil sie der Arzt ohne Mühe sogleich verschreiben kann, mit Ausnahme derjenigen, welche in sehr häufigem Gebrauche sind. Es ist wahr, hin und wieder kann ein Arzt bewogen werden, Mittel aus dem Anhange zu gebrauchen, welche er sonst nicht gebraucht hätte, aber wir können ruhig seyn, wenn die eine Hälfte der Aerzte dieses tadelt, so wird die andre es billigen.

Ein andrer Umstand ist hier noch anzuführen. Die Ausgaben der Pharmacopoe können so schnell nicht wechseln, als die Ergebnisse ärztlicher Erfahrungen. Es bleibt also der Ober-Medicinal-Behörde die Gelegenheit, Arzneimittel aus dem zweiten Theile der Pharmacopoe in den ersten zu versetzen, und umgekehrt. Als die Frage von dem Chinin in der Commission war, glaubten die damals gegenwärtigen Aerzte noch nicht Erfahrungen genug zu haben, um es in die Pharmacopoe aufzunehmen, und es wurde in den Anhang gestellt. Wir haben es dort gelassen, weil es leicht seyn wird, es in die *Series* zu versetzen, da sich seit dieser Zeit die Erfahrungen vermehrt haben.

Die Pharmacopoe kann und soll den Aerzten keine Vorschriften geben, sie soll das Resultat ärztlicher Erfahrung seyn. Sie steht gleichsam als Majorität der ärztlichen Meinung da. Gewiſs sind in dem zweiten Theile manche sehr zweckmäſsige Arzneimittel, Zubereitungen und Zusammensetzungen, gewiſs manche im ersten Theile viel schlechter. Das wird sich Alles entwickeln, das Gute wird man finden, das Unbrauchbare wird vergessen werden, und eine folgende Ausgabe wird es ausschliefsen. Ich sehe den Schaden nicht ein, welcher daraus entstehn könnte, dafs in diesem Anhange etwas Ueberflüssiges sich befinde.

Es ist die Frage gewesen: sollen die im Anhange verzeichneten Arzneimittel einer Visitation unterworfen seyn? Eigentlich gehört die Frage nicht hierher. Ich würde darauf antworten: überhaupt nein, doch möge es den Revisoren zur Pflicht gemacht werden, eins und das andre zufällig Vorräthige herauszugreifen, und Untersuchungen damit anzustellen. Die Furcht, auf einen Fehler ertappt zu werden, wird verhindern, dafs der Apotheker diesen Theil seines Vorrathes vernachlässige, oder sich Unredlichkeiten erlaube.

Wir wollten, dafs die in dem zweiten Abschnitte des ersten Theils verzeichneten Arzneimittel von dem Apotheker selbst bereitet werden. Das ist nur ein Vorschlag, und die Ober-Medicinal-Behörde wird allerdings Gelegenheit haben, hierin Aenderungen zu treffen, wenn es die Zeitumstände und andre Veranlassungen erfordern. Es scheint mir, als ob man dem Apotheker aufser den in der Pharmacopoe angeführten erlauben könne, einige nicht leicht zu verfälschende, und leicht zu erkennende, aber dabei im Kleinen nicht leicht zu bereitende Arzneimittel, z. B. Aether und *Calomel*, von chemischen Fabriken zu nehmen. Ich kann nicht umhin, hier einer grofsen Schwierigkeit zu erwähnen, nämlich in der Bereitung narcotischer Extracte. Sie sollen aus frischen Kräutern bereitet werden, denn die ausgetrockneten sind gewifs viel unwirksamer; sie sollen aber auch aus wilden Kräutern bereitet werden, denn die aus gebauten sind ebenfalls viel schwächer. Woher sollen nun die Apotheker die frischen Kräuter nehmen, wenn sie um die Orte ihres Aufenthaltes nicht wachsen? Es bleibt nichts übrig, als dafs hierin noch besondere Verfügungen getroffen werden, und dafs man gewisse Extracte nur an bestimmten Orten verfertigen, und sie dorther allein nehmen läfst. Genauere Bestimmungen dieser Vorschläge mufs ich mir noch vorbehalten.

Die Pharmacopoe ist ein Gesetzbuch und kein Handbuch der Pharmacologie. Das ist hin und wieder gesagt, aber noch nie mit aller Schärfe gefafst worden. Wer ein Handbuch der Pharmacologie zum Gesetzbuche erheben wollte, würde sich einer Barbarei schuldig machen, wie der, welcher irgend ein Handbuch auf einer Universität gesetzmäfsig einführt. Die ganze Pharmacopoe mufs dahin gerichtet seyn, dafs sie als Gesetzbuch auftreten könne. Sie mufs nur das dahin Gehörige enthalten. Es ist auffallend, wie manche Beurtheiler der Pharmacopoe mit der gröfsten Inconsequenz uns der Inconsequenz beschuldigt haben. Die Bezeichnung durch Namen, Synonyme, Angagabe des Ursprungs mufs so kurz als möglich seyn. Die Beschreibung kann nur das enthalten, was an dem Arzneimittel, so wie es in der Apotheke vorkommt, zu sehn ist; eine Beschreibung der Blüthe, wo von der Wurzel die Rede ist, gehört in ein Handbuch. Nur unterscheidende Kennzeichen der einfachen Mittel sind anzuführen, welche dem Apotheker beim Einkaufe, den Revisoren bei Visitationen von Nutzen seyn können. Was man an Wurzeln, Rinden, auch Oelen, Salzen u. s. w. gewöhnlich sucht, bedarf keiner Erwähnung. Die Prüfungen der Aechtheit beschränken sich nur auf die, welche bei Visitationen anzustellen sind; umständliche chemische Analysen gehören ebenfalls in ein Handbuch. Verfälschungen, zufällige Vermischungen, schlechtere im Handel vorkommende Sorten verdienen keiner Erwähnung, sobald aus der Beschreibung erhellt, was zu verwerfen sey. Nur wo dieses die Beschreibung nicht genau angiebt, ist eine besondre Unterscheidung nothwendig. In dem zweiten Abschnitte des ersten Theiles, wo von den Zubereitungen die Rede ist, bedurfte es gar keiner Beschreibungen und Angaben der Verfälschungen oder Verunreinigungen, denn wir setzen voraus, daſs so verfahren wird, als wir angeben. Nur in den Fällen, wo bei der Bereitung wie sie vorgeschrieben ist, ein Versehn vorfallen kann, haben wir die dadurch entstehende Abweichung des Präparats von der Norm angegeben. Es ist möglich, daſs wir gegen diese Grundsätze gefehlt haben, da keine einzige Pharmacopoe in dieser Rücksicht strenge verfahren ist, und es wäre zu wünschen gewesen, daſs uns die Beurtheiler darauf aufmerksam gemacht hätten. Aber die meisten haben die Beurtheilung zu leicht genommen, und sich über die Grundsätze nicht geäufsert, viel weniger auf diese Consequenz geachtet.

Es ist schwer in einer Pharmacopoe den Ansprüchen der Aerzte und der Pharmaceuten zu genügen. Der Arzt kann nur wünschen, dafs wenig, sogar nichts in der Bereitung der Arzneien geändert werde, weil er fürchten mufs, ein andres Mittel zu erhalten, als dasjenige war, welches er aus langer Erfahrung kennt. Der Pharmaceut hingegen, der mit den Fortschritten seiner Wissenschaften fortzuschreiten wünscht, tadelt jeden, der auf halbem Wege stehn bleibt, aus Unkunde, wie er meint, des bessern. *Calomel* kann weit bequemer und chemisch sichrer auf nassem Wege bereitet werden, als auf dem, welchen wir angeben. Aber ob in seiner Wirksamkeit der Aggregratzustand nicht schon Einflufs habe, läfst sich keineswegs vorher bestimmen, und der Arzt nicht tadeln, wenn er ein Mittel, welches er täglich verschreibt, eigensinnig durchaus so haben will, als er es sonst verschrieb. Worin das Wirksame der narcotischen Gewächse besteht, hat noch Niemand bestimmt, und es ist uns daher nicht zu verargen, wenn wir in der Bereitung ihrer Extracte vielleicht zu viel gethan haben. Derjenige kann sich sehr irren, der in der China nur das Alkaloid als wirksam kennt, und ebenfalls derjenige, der im Opium alles auf *Morphium* zurückführt. Darum sind wir nicht zu tadeln, wenn wir manche alte Chinapräparate, das *Extr. Chinae frigide parat.* z. B., nicht verworfen haben, wenn wir bei den narcotischen Arzneimitteln, abergläubisch vielleicht, nichts umkommen lassen. Man thut sehr Unrecht, wenn man der Führerin in diesen dunkeln Gängen, der Chemie, gar nicht trauen will, aber man thut Unrecht, wenn man ihr da folgt, wo sie vermessen fortschreitet. Am schlimmsten ist, dafs medicinische Versuche hier darum nicht helfen, weil es schwer, oft gar nicht möglich ist, sie anzustellen. Wir hätten gern Statt des mineralischen *Kermes*, der so, wie er gewöhnlich bereitet wird, zu den höchst unsichern, man möchte sagen, unchemischen Präparaten gehört, ein andres Präparat eingeführt, aber die medicinischen Versuche damit sind höchst unbefriedigend ausgefallen. Eben so haben wir in der Bereitung des sogenannten *Mercurius solubil. Hahnemann.* so wenig als möglich zu ändern gesucht, in der Hoffnung, dafs man bald das ganze Präparat verwerfen möge, welches wir zu thun uns noch nicht getrauten.

Uebrigens wird man uns nicht tadeln, wenn wir nicht jedem Winde, der aus einem chemischen oder pharmaceutischen Journale weht, gefolgt sind. Wir haben z. B. einmal alle Mittel, welche angegeben wurden, die Aechtheit des Kopaivabalsams zu prüfen, versucht, und alle unrichtig gefunden, bis auf die, welche wir in der Pharmacopoe anführen. Es ist schlimm, dafs man täglich lernt, weniger zu glauben.

Für eine wesentliche Verbesserung in der Pharmacopoe halte ich die Angabe der Dosen und auch diese ist mifsverstanden worden. Man hat gesagt, diese und jene Pharmacopoe sey darin schon vorgegangen. Aber gewifs keine einzige, denn die Dosen sind hier nur angegeben, damit der Apotheker ein Recht erlange, Recepte nicht zu machen, die ihm verdächtig scheinen, Der Arzt soll nämlich ein ! hinzusetzen, wenn er die Dosis überschreitet, und dadurch anzeigen, dafs er es nicht aus Versehn, sondern absichtlich thue. Wer die vielen Verdriefslichkeiten kennt, welche zwischen Aerzten und Apothekern dadurch entstehn, dafs der letztre ein Versehn vermuthet und darum eine Arznei nicht bereiten wollte, und umgekehrt die Folgen, welche dadurch entstanden, dafs der Arzt sich versah und der Apotheker es nicht anzeigte, der wird gewifs die Gesetzesvorschläge billigen. Auch ist von mehrern getadelt worden, dafs nicht bei allen heroischen Arzneimitteln die Dose beigefügt sey. Es kommt aber sehr darauf an, was man heroisch nennt, und es ist hier besonders nöthig, den Begriff nicht zu weit auszudehnen, damit der Arzt nicht mit Vorschriften so sehr überhäuft werde, dafs er sie nicht halten kann. Viele Mittel hat man heroisch genannt, welche andre nicht so nennen würden, z. B. *Aconitum*, *Gratiola*, *Conium*, *Lactuca virosa*, *Secale cornutum*. Es scheint unzweckmäfsig, die Dosen in unsrer Absicht beizufügen, da, wo der Arzt sie schnell steigern kann,

und

und dieses oft thut, z. B. wenn er *Extractum Aconiti*, *Hyoscyami* auch *Extr. Conii* verschreibt. Ich gestehe, dafs es schwer ist, hier nicht zu viel und zu wenig zu thun, auch gebe ich zu, dafs einige Versehen vorgefallen sind, welche bei gesetzlicher Einführung der Pharmacopoe müssen verbessert werden.

Ich gehe nun zu den besondern Beurtheilungen über, und zwar zu den einzelnen Gegenständen.

Die Pharmacopoe darf sich rühmen, dafs ein Mann, wie Hr. Hofrath Trommsdorf, ihr in allen Hauptsachen seinen Beifall gegeben (S. dessen N. Journal d. Pharmac. B. 15. St. 1. S. 215) und nur einige Nebensachen zu verbessern Gelegenheit gehabt hat. Sie betreffen zufällig meistens botanische Angaben und ich will sie kurz anführen.

Amygdalae amarae et dulces. Nach allen Nachrichten, sagt der Vf. der Beurtheilung, sind die wilden Mandeln bitter und die cultivirten süfs. — Gewifs nicht nach allen Nachrichten. Aus gesäeten süfsen Mandeln kommt nie ein Baum, welcher bittere Mandeln trägt, und es ist daher sehr zweifelhaft, ob der Ausdruck Abänderung (*varietas*) hier besser wäre. — — *Belladonna*; *Herba et Radix.* Die mittlere Dosis von der Wurzel sey zwei, von dem Kraute vier Gran. Aber es ist nur von der gröfsten Dosis die Rede, über welche der Arzt nicht gehen soll, ohne ! beizusetzen — — *Camphora.* Er komme von *Dryobalanops Camphora* nicht von *Laurus Camphora*. Von diesem Baume kommt der Sumatra Campher, der nach China meistens geht, wofür wir den chinesischen oder vielmehr japanischen Campher von *Laurus Camphora* erhalten. Sehr richtig ist dieses in A. Richards medicinischer Botanik, übs. u. mit Anm. von Kunze u. Kummer, einem vortrefflichen Handbuche (S. 290) angegeben. Ferner sagt der Vf., der Ausdruck *Resina volatilis* sey nicht zu billigen, da der Campher keine Aehnlichkeit mit einem Harze habe. Aber es ist schwer solche allgemeine Namen zu finden, denn *Substantia sui generis* ist eben so schlecht lateinisch als unbestimmt. Nennen wir doch viele Körper Harze, welche in bedeutenden Eigenschaften von einander abweichen, und Campher unterscheidet sich von den Harzen nur durch die Flüchtigkeit und die Unauflöslichkeit in Alkalien. Von den flüchtigen Oelen unterscheidet er sich dadurch, dafs er ein fester Körper ist, und das fällt zuerst auf. — — *Oleum Carvi.* Das Kümmelöl existire schon in eigenen Behältern in der Frucht. Aber nicht als Oel, sondern als ein weiches Harz. Alle Doldenpflanzen haben diese Behälter in den Früchten, *vittae* in der Kunstsprache — — *Geoffroea surinamensis.* Es sey unrichtig *Linn.* zugesetzt. Allerdings ein Schreibfehler Statt *Bondt.* — — *Malva rotundifolia* sey nicht perennirend, nur jährig. Die Bemerkung ist neu, mir hat die Pflanze perennirend geschienen, wie Willdenow sie angab *). — — *Melilotus* sey zweijährig, nicht einjährig. Auch hier ist die Bemerkung neu, und wie mir scheint unrichtig, dagegen die Angabe von Willdenow in *Enum. pl.* richtig. — — *Mentha crispa.* Was sich in dem Garten befinde, sey *M. crispata* und man sehe nicht ab, warum diese verworfen worden. Etwas schwächer als *M. crispa* scheint sie jedoch zu seyn. In Berlin finde ich in einigen Gärten und Apotheken *M. crispa*. Der Vf. hat indessen Recht, man könnte jetzt, wo *M. crispata* in den meisten Fällen die Stelle der *M. crispa* vertritt, auch die nicht sehr verschiedene *M. crispata* zulassen. Der Name *M. crispata* rühre von Schrader her, wird hinzugefügt, aber Willdenow hat sie zuerst beschrieben, Schrader zuerst benannt. — — *Santalum rubrum* komme nicht von *Santalum album*, sondern von *Pterocarpus santalinus*. Hier hat der Vf. sich geirrt, weil er den gewöhnlichen Angaben folgte. Ich verweise auf Buchanan's *Voyage to Mysore*, ein äufserst reichhaltiges Buch, (T. 1. p. 186, 202. T. 2. p. 117, 132, 536. T. 3. p. 192), wo umständlich vom Sandelholze geredet wird. — — *Viscum album* komme nur auf Eichen vor. Ich habe es nie darauf gesehn, aber andre versichern es gesehn zu haben. Wir folgten der allgemeinen Angabe. — — *Kali muriaticum oxygenatum.* Der Vf. findet die Angabe der Bereitung im Grofsen zu kurz

*) Nachdem der Sommer gekommen ist, kann ich bestimmt versichern, dafs der Vf. hierin sich irrt.

und unbestimmt. Aber diese Angaben sollen nur erinnern; eine gröſsre Genauigkeit gehört nicht in die Pharmacopoe. — — Da der Perubalsam und Tolubalsam unter *Balsamum* aufgeführt sey, so hätte der Copaivabalsam auch dahin gehört. Aber Tolu und Peru sind Namen von Ländern. Allerdings hat der Verfertiger des Registers Copaivabalsam ausgelassen. — — Der Druckfehler in der Angabe des specifischen Gewichts bei *Acidum phosphoricnm* ist S. 335 angezeigt. — — *Aether aceticus.* Der Vf. meint, der wohlfeile Bleizucker hätte bei der Bereitung können angewendet werden. Ich bin derselben Meinung, denn es geschieht doch, aber man fürchtete dadurch Versehen zu veranlassen. — — *Acidum hydrocyanicum.* Der Vf. empfiehlt die Prüfung durch rothes Quecksilberoxyd nach Ure. Aber hat diese vor der gewöhnlichen einen Vorzug? — — *Extractum Aloës acido sulphur. correct.* Sollte dieses veraltete Mittel wohl noch gebraucht werden? fragt der Vf. Unser Heim hat es oft gebraucht, und gebraucht es auch noch. Es ist eine sinnvolle Zusammensetzung, wo die Eigenschaft der Aloë Congestionen zu erregen, durch Schwefelsäure gemildert wird. — Von dem gründlichen Urtheile des Vfs. lieſs sich erwarten, daſs er den Zweck des zweiten Theiles nicht verkennen würde.

Hr. Professor Schubarth in Berlin hat eine kritische Beurtheilung der neuen Preuſsischen Pharmacopoe im Januar- und Februar-Heft des Archivs für medicinische Erfahrung von

Horn und Nasse geliefert. Er führt zuerst die Mittel an, welche in der vorigen Pharmacopoe aufgeführt waren, und jetzt ausgelassen worden. Er billigt die Auslassung fast aller, nur nicht des *Syrupus opiatus*, von dem er glaubt, man habe denselben weggelassen, weil er leicht verderben könne. Das war nicht die Ursache. Hr. Staatsrath Hufeland hielt solche Opiate aus Erfahrung für zu sehr dem Mifsbrauche ausgesetzt, und glaubte eine so einfache Formel, als diese, könne der Arzt immer dann verschreiben, wenn er ihrer bedürfe. So ist er bei der letzten Redaction weggelassen. Hierauf stellt der Vf. die neu aufgenommenen Artikel zusammen, findet 220, und nach Abzug der 30 weggelassen, eine Vermehrung von 190, wobei er eine Ausrufung macht. Es liegt am Tage, dafs der Vf. den Zweck des zweiten Theiles der Pharmacopoe verkannt hat, und dafs, wenn eine Vergleichung geschehen sollte, nur von dem ersten Theile die Rede seyn konnte. Ich verweise auf das, was oben über diesen Theil gesagt ist. Der Vf. tadelt besonders, dafs Schönheitsmittel: *Pasta cosmetica* u. dergl. m. aufgenommen worden. Alles was der Vf. anführt, befindet sich im zweiten Theile, wo ihnen ein Platz vergönnt seyn mag, zumal da ein erfahrner Arzt, Formey, sie wünschte. Dann ist von der Anordnung der einfachen Arzneimittel die Rede, indem sie nicht wie vormals nach *Herba*, *Folia*, *Radix etc.* aufgeführt, sondern unter dem Namen der Pflanze zusammengestellt sind. Diese Methode der Anordnung, sagt der Vf., ist bereits in der *Pharmacopoea gallica*, *bavarica* und *saxonica*, in beiden erstern consequent, in letzterer weniger consequent, aber consequenter als in der unsrigen, durchgeführt. Er führt nun an, dafs *Oleum animale foetidum* unter *Oleum* vorkommt, dafs *Aurantium Poma immatura* unter *Aurantium*, und wiederum *Poma acidula* für sich stehn, dafs *Nuces moschatae* und *vomicae* unter *Nuces* geordnet sind, dafs dort *Balsamum peruvianum*, hier *Copaiva*, *Balsamum* sich findet. Aber der Tadel des Vfs. trifft gar nicht. Es ist leicht zu sehn, dafs wir die Anordnung nicht nach dem systematischen Namen, wie der Vf. zu meinen scheint, sondern nach dem officinellen gemacht haben. Darum mufsten *Nuces moschatae* unter *Nuces* stehn, weil *Myristica* kein officineller Name ist, eben so *Nuces vomicae*, denn *Strychnos* ist nicht officinelle Benennung, ferner *Poma acidula*, denn der officinelle Name sagt nichts von *Pyrus Malus*, *Lignum Campechianum* konnte nur unter *Lignum* zu suchen seyn. *Oleum aminale foetidum* heifst nicht mehr *Oleum Cornu Cervi* und kann also nicht unter *Cervus* stehen. Es fehlt also der Consequenz nichts, als vielleicht *Nitrum, Spiritus fumans,* Statt *Nitri Spiritus fumans*. So wie destillirte Oele unter dem Namen der Pflanze stehn, woraus sie bereitet werden, so mufs auch *Spiritus* unter *Frumentum* sich befinden. — Was aber die jetzige Anordnung selbst betrifft, so mufs ich gestehn, dafs ich sie nicht billige, und die alte für bequemer und also vorzüglicher halte. Ihre Unbequemlichkeit zeigte sich bei der Bearbeitung immer mehr. Da sie aber einmal beschlossen war, so konnte man sie nicht ändern.

Der Vf. tadelt, dafs hinter *Panis albus* noch *Mica* stehe, denn *Mica* bedeute ein Bischen und könne nicht mit Semmel übersetzt werden. Auch hätte man besser unter *Carbo vegetabilis* die Bäume gesetzt, woraus die Kohle gebrannt werde, als unter *Panis albus Tritici L. var. spec.* — Aber der Arzt verschreibt, wenn er Sublimatpillen verlangt, nach dem Erfinder dieser Form, *Mica panis albi*, also mufs das Wort, und zwar so, in der Pharmacopoe stehn. Deutsch heifsen sie Sublimatpillen von Semmel. Was *Mica panis* heifst, war uns bekannt, auch *Mica salis*! Hätten wir gesagt, dafs Ochsengalle von *Bos Taurus* komme, so mufste auch bei *Panis albus* Waizen angeführt werden, aber anzuzeigen, von welchen Bäumen in der Monarchie Kohle gebrannt wird, schien uns auf Bestimmungen zu führen, denen der Apotheker nicht überall genügen kann, da in verschiednen Provinzen der Monarchie auch aus verschiedenen Bäumen Kohle gebrannt wird. Dieses Letztere möchte man vielleicht hinzusetzen!

Der Vf. wirft uns vor, dafs wir gegebenen Gesetzen zuwider, dem Apotheker gestatten, zubereitete Arzneimittel, welche in der ersten Abtheilung des ersten Theiles aufgeführt sind, von Droguisten zu kaufen. Aber die ganze Pharmacopoe ist ein Gesetzesvorschlag und dadurch, dafs sie gedruckt ist, gilt sie noch nicht.

Den alten Ausdruck *Materia pharmaceutica* hält der Vf. für besser als *Simplicia*, denn diese stehn nur den *Compositis* und *Praeparatis* entgegen. *Simplicia* ist ein gewöhnlicher Ausdruck für das, was der Apotheker nicht selbst bereitet. *Nitrum* gehörte immer darunter, ungeachtet es kein einfacher Körper ist. *Materia pharmaceutica* sind — nach Analogie von *Materia medica* — eigentlich die Droguen, welche gar nicht für sich verschrieben, sondern nur zur Bereitung andrer Arzneimittel gebraucht werden.

In Rücksicht auf das, was der Vf. von den Dosen gesagt hat, verweise ich auf das oben im Allgemeinen angeführte und setze noch hinzu, dafs *Arsenicum*, *Jodum* und *Morphium* für sich nicht gebraucht werden, also die Dosen fehlen können; letztres ist in dieser Form bekanntlich unwirksam. Von Phosphor löst sich so wenig in Aether auf, dafs die Dosis bei *Aether phosphoratus* fehlen kann; bei *Phosphorus* ist sie angegeben.

Der Vf. billigt es, dafs die alten Namen beibehalten worden, und macht folgende Bemerkungen zu den neuen systematischen Namen. *Sulphuretum Calcii cum Sulphate calcico* pafst nur für das Präparat der vorigen Ausgabe, sagt der Vf. mit Recht; es ist vergessen den Zusatz wegzustreichen, wie sich leicht sehn liefs. Unrichtig sey *Sulphas tricuprico-ammonicus* bei *Cuprum sulphurico-ammo-*

niatum. — Aber s. Berzelius Lehrb. d. Chem. (2. B. 2. A. S. 861). Ferner *Sulphuretum Kalii cum Sulphate kalico* müsse heifsen *Trisulphuretum.* — Nein, es ist zu viel kohlensaures Kali bei der Bereitung vorgeschrieben, und in dieser Unbestimmtheit war es sichrer, das allgemeine *Sulphuretum* zu nehmen. Verändern wollten wir die Vorschrift nicht, da sie alt ist, und die Erfahrungen der Aerzte für sich hat. Will man *Trisulphuretum* sagen, so mufs man, was der Vf. nicht erwähnt, *immixto Carbonate kalico* hinzusetzen, denn nur wenn kohlensaures Kali vorhanden ist, kann man den Ausdruck *Trisulphuretum* gebrauchen. Ferner bemerkt er bei der Bereitung von *Calcaria sulphurato-stibiata* bilde sich kein schwefelsaurer Kalk, und es heifse daher mit Unrecht *Sulphuretum Calcii cum Sulphureto Stibii et Sulphate calcico*, dagegen bilde sich spiesglanzigsaures Kali und *Oxysulphuretum Stibii*, wobei der Vf. Berzelius Lehrb. (Th. 2. S. 100) anführt. — Nein, dazu ist in unserer Vorschrift zu wenig Spiefsglanz, worauf der Vf. nicht geachtet hat. Nach dem Berzelius'schen stöchiometrischen Nomenclatursysteme, sagt der Vf., giebt es keine *Subacetates*, dennoch steht bei *Acetum plumbicum* ein solcher Name. Es mufste also, wollte man consequent seyn, *Liquor Acetatis triplumbici* heifsen. — Nein, eine Berechnung wird den Vf. sogleich überzeugen, dafs nach unsrer Vorschrift das Präparat noch nicht *Acet. triplumb.* ist. Es war also besser, den systematischen Namen wegzulassen, und den der baierschen Pharmacopoe und anderer beizufügen. Wir haben es nicht gewagt, den *Liquor Acetatis triplumbici* einzuführen, da er in keiner Pharmacopoe sich befindet und also keine ärztliche Erfahrung für sich hat. „Ganz auffallend ist aber der Verstoſs, sagt der Vf., gegen alle chemische Systematik, daſs bei *Chloretum Calcariae* als synonym steht *Calcaria chlorinica*. Also chlorsaurer Kalk ist Chlorkalk? Sollte man wohl glauben, daſs ein so häufig begangener und gerügter Fehler sogar in der preuſsischen Pharmacopoe steht, und unbeachtet durchgeschlüpft ist!". Sonderbar! Wir nennen das *Chlorum Calcariae*, mit dem systematischen Namen *Chloretum Calcariae* weil wir Ure folgten, denn Berzelius entscheidet darüber durchaus nicht. Das Synonym *Calcaria chlorinica* führten wir an, weil es auf den chemischen Fabriken oft so heiſst. Hielten wir es für chlorsauren Kalk, so hätten wir ja *Calcaria chlorica* wie *Kali chloricum* sagen müssen, und der systematische Name wäre *Chloras calcicus* geworden! *Chlorum Calcariae*, ein Name, welchen der Vf weiterhin tadelt, soll kein systematischer Name seyn, er soll auch nicht alte Theorieen erwecken, er soll eine wörtliche Uebersetzung von Chlorkalk seyn. Der Vf. tadelt ferner das Wort *ferruginosus* als Zusatz zu manchen Namen; es für *ferrosus* zu gebrauchen, sey ganz ungewöhnlich. — Aber *ferrosus* ist ungewöhnlich, und dadurch von Berzelius ganz neu gebildet, um einen bestimmten Oxydationszustand anzuzeigen;

ferruginosus hingegen alt, u. soll nur eisenhaltig überhaupt bedeuten. Ganz unrichtig sey der Name *Kali muriaticum oxygenatum s. Kali oxymuriaticum*, es sey gleich überoxydirtsalzsaurem Kali. — Das war uns bekannt, Chenevix hat zu seiner Zeit viel darüber geredet. Aber früher war der angegebene Name der gewöhnliche, und wir hatten keine Neigung die alte Theorie von oxydirter Salzsäure wieder hervorzurufen. Eben weil *Kali muriaticum oxygenatum* unrichtig war, setzten wir den nach der Analogie der vorigen Pharmacopoe gebildeten Namen *Kali chloricum* zu. — — *Manganesium* als synonym mit Braunstein sey darum unrichtig, weil *Manganesium* der französirte lateinische Name für das Metall im Braunstein sey, dagegen *Magnesia nigra* ein Synonym gewesen wäre. — *Magnesia nigra* ist seit Scheele nicht mehr gebraucht, *Manganesium* ist sehr gewöhnlich, und unser Buttmann hat ja erst *Manganesium*, eben weil der Name ein französirter lateinischer ist, in *Manganum* verwandelt. — — Wenn *Saturnus* einmal sollte eskamotirt werden, sagt der Vf., so mufste es besser geschehn als durch *plumbicus*. — Wie? — — Die Zusammensetzung des Wortes *hydrosulphuratum* sey sprachwidrig. — Er ist eine Uebersetzung des französischen *hydrosulphuré*, sowohl wie *sulphurosum*, und *sulphuricum*, ein Kunstausdruck, und besser als *hydrothionicum*, denn das griechische Wort für Schwefel wird nirgends für sich gebraucht, und *hydrosulphuratum* weiset auf Schwefel hin. Eben so tadelt er *Acidum pyro-lignosum* und will *pyroxyliticum.* Aber jenes ist viel gebräuchlicher. Wir müssen, wenn wir chemische Kunstwörter lateinisch ausdrücken, viel mehr ertragen, als dieses. — — Statt *Gas acidi carbonici* und *Gas acidi oxymuriatici*, will er *Gas acidum etc.* — Aber dieses ist nicht besser, denn es soll durch den Namen nicht angezeigt werden, daſs das Gas sauer sey. — — *Aurum muriaticum* sey unrichtig, weil noch *Chlornatrium* hinzukomme. — Soll denn der Arzt einen langen Namen auf seine Vorschrift setzen? — — Auffallend ist es, sagt er, wie man 1827 noch von Neutralsalzen reden kann. — Warum nicht? Sie sind noch immer den basischen und sauren Salzen entgegengesetzt. — — *Acetum, Oxymel, Vinum Colchici,* sagt der Vf., sind in Parallele mit *Acetum, Oxymel scilliticum* ganz ungleich gebildete Namen, es muſste füglich *colchicum* heiſsen, da ja überhaupt das Wort *Colchicum* ursprünglich adjectivisch ist. — Erstlich sind die Namen nicht von uns gebildet, sondern von Störk, und überall angenommen, und zweitens würde ja *Acetum colchicum* Essig aus Kolchis heiſsen. — — Mit Recht hat aber der Vf. die Ungleichheit von *Saccharum aluminis* und *aluminatum,* so wie von *Folia* u. *Herba Malvae* u. *Farfarae* auch den Schreibfehler *Strychninum* Statt *Strychnium* gerügt.

Der Vf. kommt jetzt auf die Schreibart des Lateins, und bemerkt, daſs ein poetisirender blumenreicher Styl zu tadeln sey, und daſs die neue Ausgabe bei weitem nicht alle Fehler in dieser

Rücksicht der vorigen Ausgabe verbessert habe. — Sehr häufig sey *albus* gebraucht Statt *coloris expers.* — Für *coloris expers* hat man wohl kaum eine Autorität bei den Alten, indessen mufste man es oft gebrauchen, weil *albus* bei Vielen, wie beim Vf. Zweideutigkeiten erregte. Einigemal hat man *albus* gebraucht, wohl nicht falsch, denn *mare, quia a sole collucet, albescit* sagt Cicero. Besser wäre es allerdings gewesen, immer dasselbe Wort zu wählen. —— Der Druckfehler *auctumnus* (p. 9) ist angezeigt. —— Aber *brittanica* Statt *britanica* ist kein Fehler, es kommt nicht von Britanien her, worüber an einem andern Orte. —— Der figürliche Ausdruck *respuens aquam* sey unedel und darum verwerflich u. s. w. — Aber so unedel ist er nicht: *Sunt, qui consolationem istam respuant* von Cicero findet der Vf. in jedem Wörterbuche. —— *Minium lateribus inquinatum* wird umständlich getadelt, es müsse *laterum pulvere* heifsen. —— Richtig ist die Ungleichheit von *Salep* und *Saleb* bemerkt. Ersteres ist gewöhnlicher, das zweite richtiger. —— Auch die Druck- und Schreibfehler *Anthemis* und *Lychnis* Statt *Anthemidis* und *Lychnidis,* so wie *flectio* Statt *flexio, humectans* St. *humescens* hat der Vf. nicht vergessen, und mit Recht. —— *Radix Saponariae a radice Lychnidis abhorret* sey ein schlecht gewählter Ausdruck, in der frühern Ausgabe stehe richtiger *cum Lychnidis radice non confundatur.* Aber in jedem Wörterbuche findet der Vf. für diesen Gebrauch von *abhorret* viele Beispiele; eines derselben ist: *A meis consiliis tua ratio non abhorret Cic.*, und hier heifst es *tota abhorret forma*, wo *ne confundatur cum* — übrigens auch nicht das beste Latein — nicht anzuwenden war.

„S. 175, fährt der Vf. fort, steht *irrora oleo olivarum*, dieses Wort ist blofs dichterisch, oder nur beim Thau anzuwenden, aber nicht beim Baumöl, denn Oelthau ist noch von keinem Naturforscher bemerkt worden". — *Oleoque viridi irrorant. Columell. d. re rust. L.* 12 *c.* 49. *S.* 5.!!!

Den Satz S. 180 hält der Vf. für falsch ausgedrückt: *hinc in aethere coctus* (*scil. Calomel*) *addendo aquam calcariae aut liquorem Kali caustici aut aquam hydrosulphuratam nullum demittat praecipitatum.* Es müsse heifsen: *Aether sulphuricus, quocum Calomel coctus fuerit, addendo etc.* Aber der Schwefeläther läfst das Präcipitat nicht fallen, sondern das, was darin aufgelöst ist. Wer den Aether vom *Calomel* nicht durch Filtriren scheiden, sondern sogleich Kalkwasser u. s. w. hinzuschütten wollte, möchte die Pharmacopoe nicht gebrauchen können. Ueberhaupt sollen die Erkennungsmittel der Reinheit nur angedeutet werden, das Verfahren dabei genau zu beschreiben, bleibt den Lehrbüchern überlassen. Deutlicher wäre es allerdings, wenn hinzugesetzt wäre *addendo liquori filtrato — nullum producat praecipitatum.*

Der Vf. fährt fort: „S. 211 heifst es: *Praecipitatum a liquore supernatante separa,* der Ausdruck *liquor supernatans* ist gegen allen Sprachgebrauch, man sagt wohl, Oel schwimmt auf Wasser, aber nicht Wasser schwimmt auf einem Niederschlage. Nach den Lehrsätzen der Physik läſst es sich auch erweisen, daſs ein solcher Ausdruck ganz irrig ist.“ *Nam caseus fit vitiosus, nisi mustum semper supernatet. Colum. S. 12 C. 43. Et ita in fideliam picatam recondantur (taleolae radicis Inulae), adjecto passo vel defruto, quod supernatet.*

Der Vf. tadelt die Ausdrücke *pyro-oleosum, antihystericum, hydroiodicum, antiepilepticus,* sie sollen heiſsen *pyroleosum, anthystericum, hydriodicum, antepilepticus.* Was das letzte Wort betrifft, hat der Vf. Recht, es ist ein Schreibfehler, aber wegen der übrigen drei sehr Unrecht. Jeder Philologe wird ihn darüber bescheiden. — — Den Ausdruck *ultimum in vitro dispensetur* nennt er Deutschlatein. Eben sowohl kann er *praecipitare, destillare, sublimare* Deutschlatein nennen. — — S. 322 stehe ein unnöthiger Pleonasmus: *post solubilis solutionem,* denn was sich auflöst, müsse löslich seyn. Aber *post solutionem* würde ja die Meinung erregen, das Ganze solle sich auflösen. — — *Ad aquosi exhalationem* heiſse nach Verdunstung der Wäſsrigkeit. — Warum nicht des Wäſsrigen? Diesem wollen wir noch beifügen, eine Rüge des Vfs. bei *Ammonium carbonicum.* Es heiſst dort: *Nimia copia ammonii muriatici immixti detegitur, si acido nitrico neutraliasatur, et liquor argenti nitrici affunditur, quo praecipitatum album caseosum dejicitur.* Wie kann ein *Liquor* etwas herabwerfen? fragt der Vf. Es heiſst aber nicht *a quo*, sondern *quo*, durch welches Verfahren überhaupt. Hierauf geht er zu den einzelnen Arzneimitteln über.

Acetum. Bei der Angabe, wie viel *Kali carbonicum* vom Essig neutralisirt werde, hätte man hinzufügen sollen, ob *K. c. e cineribus clavellatis* oder *e Tartaro.* — Unter den Reagentien steht *Kali carbonicum e Tartaro.*

Acidum nitricum. „Wenn hier gesagt ist, dafs die Salpetersäure meist Salzsäure enthalte, so ist diese Behauptung ein Verstofs gegen die Chemie! Salzsäure in Berührung mit Salpetersäure wird sogleich entmischt, es giebt Wasser und Chlor, was ja in jedem Lehrbuche der Chemie steht: man erinnere sich nur an die Bereitung des Goldscheidewassers! Dafs dieser gerügte chemische Fehler kein Druckfehler sey, geht daraus hervor, dafs er noch zweimal wiederkehrt, bei *Spiritus Nitri fumans*, *Acid. nitricum* in der zweiten Section". Seit langer Zeit reinigt man die Salpetersäure von Salzsäure durch salpetersaures Silber auf eine sehr bekannte Weise, welches die Gegenwart dieser Säure neben Chlor beweist, denn Chlor schlägt Silber nicht nieder!!!

Kali nitricum. Der Vf. meint, dafs Salpeter nicht aus der Erde in Ställen gradezu ausgelaugt werde, worauf ich erinnere, dafs immer nur die technische Bereitungsart im Kurzem angegeben sey. *Elixivando* konnte allerdings wegbleiben. Wie aber der Vf. sagen kann, *Kali nitricum* sey nicht

mit

mit *Natrum muriaticum*, sondern mit *Kali muriaticum* verunreinigt, begreife ich nicht, da man doch bei chemischen Arbeiten oft genug das Gegentheil erfährt. Ich will indessen auf jedes Lehrbuch der Chemie, namentlich auf das von Berzelius (B. 2. A. 2. S. 463) verweisen.

Nach diesen Beispielen wird mir der Leser erlauben kurz zu seyn, und im Allgemeinen zu bemerken, daſs von allen Sachen, welche auch in der Haushaltung gebraucht werden, die Abkunft nur kurz angezeigt und die Prüfung der Güte weggelassen ist, was uns zu weit würde geführt haben, daſs sie aber aufgeführt sind, auch Wein, damit der Arzt denselben zu seinen Zusammensetzungen nach Belieben aus der Apotheke verschreiben kann. — — Zu S. 29 bemerke ich, daſs der Strich zwischen zwei Zahlen bis heiſst. — — Bei *Citri. Succus* S. 29 frage ich: sind Apfel- und Gallertsäure im Citronensaft nicht *Acida heterogenea*? — Auf den Vorwurf, daſs man zum *Liquor Auri muriatici* als Reagens das Goldscheidewasser aus Salpetersäure und Salmiak bereiten läſst, eine in der Wissenschaft längst als unpassend verworfene Methode, da doch bei *Aurum muriaticum* die allgewöhnliche, zweckmäſsigere stehe, antworte ich: weil das Reagens nur gebraucht wird, um Goldpurpur zu erzeugen, welcher bekanntlich am besten gelingt, wenn man auf die von uns angegebene Art verfährt. — — Arsenik ist in den käuflichen Schwefelblumen wohl nie enthalten, desto häufiger im Spieſsglanz. — — Daſs man

Kohlenpulver frisch ausgeglüht zu chemischem Gebrauch anwenden mufs, haben die Handbücher der Pharmacie, nicht die Pharmacopoen zu sagen. — — Der Galmei auf den Apotheken ist keineswegs ein Silicat, sondern kohlensaures Zinkoxyd, wovon sich der Vf. leicht wird überzeugen können. Manche Einwürfe sind schon oben bei den übrigen Recensionen beantwortet. Einige Ungleichheiten und Auslassungen sind von dem Vf. mit Recht gerügt.

In diesem kritischen Repertorium für die gesammte Heilkunde B. 18. H. 2. ist eine Recension der Preufsischen Pharmacopoe vom Hrn. Dr. Brandes. Nach einigen Worten über Pharmacopoeen überhaupt bezeugt der Vf. seine Unzufriedenheit über die Anordnung der Arzneimittel, worüber ich mit ihm, wie ich schon oben gesagt, völlig einverstanden bin. Auch die Eintheilung: *Medicamenta, quae in officinis semper et non semper praesto esse debent* hat seinen Beifall nicht. Die Eintheilung scheint ihm ganz unnöthig und eine besondre *Series* weit zweckmäfsiger, oder man hätte noch kürzer bei denjenigen Mitteln, welche in den Officinen stets vorhanden seyn sollten, irgend ein Zeichen machen können. Nein wahrlich nicht! Hat man über den zweiten Theil schon viel geschrieen, und ihn ganz mifsverstanden, was würde man gethan haben, wenn man aus den beiden Theilen nur Einen gemacht hätte! Wirklich wären die Mittel des ersten Theils durch Einmischung des zweiten zur Uebersicht zu sehr von einander getrennt worden. Ja der Vf. stellt selbst die neu aufgenommenen Mittel beider Theile, wie es mir scheint, mit Unrecht, in Eine Reihe, weil dadurch der Gesichtspunkt verrückt wird. Der Vf. geht nun bald zu dem Besondern, und hier möge er nur einige allgemeine Bemerkungen zu den seinigen erlauben. Viele Beschreibungen nennt er nicht genügend, ohne doch anzuführen, was fehlt. Die Beschreibungen in der dritten Ausgabe unserer Pharmakopoe waren allerdings zu kurz, aber die in den gewöhnlichen Handbüchern der Pharmacologie sind auch viel zu lang, und das Wesentliche verliert sich unter dem Nichtwesentlichen. Ueberdies soll ja Niemand das Arzneimittel durch die Pharmakopoe kennen lernen, er soll nur an die Kennzeichen erinnert werden, wodurch sich dasselbe auszeichnet. Ferner will der Vf., dafs bei vielen Mitteln andere sollten erwähnt werden, welche man damit verwechselt, und welche an deren Stelle, oder damit gemengt vorkommen. Das würde die Pharmacopoe zu einem Handbuche der Pharmakologie machen, was sie nicht seyn soll. Ist die verwechselte oder eingemengte Drogue von der Art, dafs sie nicht zu den angegebenen Kennzeichen pafst, so bedarf es einer besondern Erwähnung nicht. Bei China und einigen andern Mitteln hätten wir eine kleine Abhandlung hinzufügen müssen. Die grünlichgraue dünnrindige China von Loxa pafst nicht auf die angegebenen Kennzeichen, und es war überflüssig ihrer zu erwähnen, zumal da sie in dem Augenblicke, als wir darüber schreiben, schon wieder aus dem Handel verschwindet. Ueberdies ist es auch oft eine unnöthige Furcht. Seit länger als zehn Jahren bin ich bei allen Apotheken - Visitationen in Berlin, wo 27 Apotheken sind, und noch nie habe ich, ungeachtet Brasilien jetzt offen ist, eine andere als die ächte *China* gesehn. Es ist aber nöthig, bei manchen Arzneimitteln streng zu seyn, und nichts Zweifelhaftes, und was irre leiten kann, zuzulassen; so würde ich bestimmt darauf bestehn, dafs die *Epidermis* der *China fusca* stets *pulverulenta* und *furfuracea* sey. Endlich äufsert der Vf. oft den Wunsch, dafs die Arbeiten der Neuern in Rücksicht auf die Abstammung eine sorgfältige Berücksichtigung gefunden haben möchten. Der Vf. mag nur glauben, dafs dieses in allen Fällen, wo der Vf. davon spricht, geschehn und dabei das Resultat gewesen ist, die Abstammung sey nicht auszumitteln. Eine umständliche Ausführung dieser Erörterungen gehört nicht für die Pharmacopoe. Doch wir wollen zu den besondern Bemerkungen des Vfs. uns wenden.

Abrotanum und *Absinthium*. Auch die *Summitates* werden mitgesammelt. — Aber *Herba* bedeutet dieses hierbei schon, sonst müfste es nur *Folia* heifsen. Bei *Absinthium* steht sogar *Herba florens*.

Acidum pyrolignosum crudum sey immer stärker als Essig. Die Beschreibung hätte genauer seyn können. — Da der Holzessig sehr verschieden ist, so mufste gesagt werden, welchen der

Apotheker kaufen soll. Also den gelblichen nicht den dunkelbraunen, welcher Fuscin absetzt, und den, welcher wenigstens die Stärke des gemeinen Essigs hat, es schadet aber nichts, wenn er stärker ist.

Aconitum. Der Vf. wünscht eine genauere Synonymik, glaubt, dafs in einem geeigneten Boden die cultivirte Pflanze so gut als die wilde sey, und die meisten medicinischen Versuche mit dem gebaueten angestellt seyn möchten, dafs alle blaublühenden *Aconita* beinahe einerlei Wirkung haben, dafs es zweckmäfsiger sey, das Kraut zu nehmen, wenn die Blüthen aufbrechen wollen, als wenn sie aufgebrochen sind. — Ich weifs kein anderes Synonym, als die in der Pharmacopoe angeführten, und keine andere Pharmacopoe ist so kritisch verfahren, als die unsrige. Die Mannichfaltigkeit der Arten ist sehr grofs. Die Angaben der Aerzte von der Wirksamkeit des *Extr. Aconiti* sind sehr verschieden, ein Unterschied, der auch darin liegen mag, dafs man die gebauete Pflanze genommen hat. Die blaublühenden *Aconita* wirken gewifs nicht gleichförmig; einige frifst das Vieh, andere nicht, einige schmecken schärfer, andere weniger scharf, und gewifs sind die Arten, mit niedergedrücktem Helme verschieden von denen mit erhabenem und übergebogenem Helme. Darum sollen auch die Blumen an der einzusammelnden schon entwickelt seyn.

Aloë lucida. Die *Aloë* wird nicht allein, sagt

der Vf., von *Aloë spicata Thunb.* genommen, sondern von mehrern andern Arten, *Al. fruticos. Lam. A. vulgaris de Candolle. A. perfoliata Lam.* (*succotrina Haw.*) — Woher weiſs dieses der Vf.? Man muſs nicht allen Handbüchern glauben, zumal was eine so höchst schwierige Gattung betrifft, als *Aloe.* Ein Blick in das Gewächshaus unsers botanischen Gartens, worin die Aloëarten zusammenstehn, würde den Vf. gewiſs bedenklicher in seinen Aussprüchen gemacht haben. — — Leber- und Roſsaloë hätten, meint der Vf., als in der Thierheilkunde gebräuchlich, wohl eine Stelle verdient. — Aber Thierarzneimittel sind nie aufgenommen. — — Auch hätte, schlieſst der Vf. der *Al. succotrina* gedacht werden können, als einer vorzüglichen Art, oder ein Synonym der *Al. lucida.* — Als Synonym allerdings, aber was die Alten unter *Al. succotrina* von der Insel Sokotarah hatten, ist zweifelhaft.

Alumen. Warum der Kali-Alaun den Vorzug verdiene, wie der Vf. sagt, sehe ich nicht ein. Ersterer ist allerdings jetzt der gewöhnlichste, aber deshalb nicht wirksamer. — Der Vf. fand, daſs sich der Alaun bei 10° R. in 13,286 Theilen Wasser auflöse. Berzelius giebt 18,363 an.

Ammoniacum. Das Resultat der botanischen Untersuchungen ist das in der Pharmacopoe angegebene: daſs wir die Pflanze nicht kennen. Sie anzuführen, dazu war der Ort nicht, dasselbe gilt für *Cinae semen.* Wenn der Vf. *Ferula persica* gesehen und gerochen hätte, so würde er nicht auf

Olivier verweisen. — Von dem käuflichen Ammoniak löst sich gewöhnlich kaum die Hälfte in Weingeist auf.

Angustura. Cortex. Die angegebenen Kennzeichen reichen hin, die unächte Angusturarinde von der ächten zu unterscheiden. — Wozu ein so überflüssiges und unsicheres wie das Roloff'sche?

Anisum. Oleum. Der Vf. fand das spec. Gewicht des Anisöles nur wenig gröſser, nämlich = 0,9958, von Saussure = 0,9857, wir = 0,987.

Anisum stellatum. Da wir lebendige Pflanzen vor Augen hatten, so kann der Vf. glauben, daſs unsere Zweifel über die Abstammung des Sternanises gegründet sind.

Arnica. Flores. Die Blumen sollten nicht *lutei*, sondern *aurantiaci* oder *aurei* genannt werden, meint der Vf. — Alles trifft nicht recht, am besten *flavi*. — — Die Verwechslung mit noch andern Blumen als denen der *Inula brittannica* hätten sollen angegeben werden. — Aber ich habe nie eine andere Verwechselung gesehen, und kaum wird eine andere vorkommen. — — Solche Verunreinigungen, wie mit Insectenlarven, welche beim ersten Blicke erkannt werden, sind nie angeführt, sonst müſste ja immer die Verunreinigung mit Staub oder Spinnewebe erwähnt werden. Ueberhaupt sind alle Verfälschungen nicht erwähnt, welche sehr leicht zu erkennen sind, dies gilt auch von *Cera flava, Crocus, Ipecacuanha, Lycopodii Semen etc.*

Artemisia. Radix. Die Wurzeln können auch

nach Burdach im Frühjahre gesammelt, müssen aber nicht abgewaschen werden. — Das Abwaschen mufs überhaupt mit Vorsicht geschehen, und mit dieser würde es auch hier nicht schädlich seyn. Wohl aber konnte beigefügt werden, dafs die Hauptwurzel zum Arzneigebrauche zu verwerfen sey.

Oleum florum Aurantii hat der Vf. nur goldgelb oder gelblichweifs gesehen, und das spec. Gewicht = 0,908, auch 0,872 gefunden, nicht 0,819. — Aber welche Verschiedenheit von 0,908 und 0,872!

Balsamum peruvianum nigrum werde nicht *per ustionem ligni* erhalten. — Woher weifs das der Vf.? — — Stolze's vortreffliche Untersuchung hätte eine genauere Berücksichtigung verdient. — Das für unsern Zweck brauchbare ist aber daraus genommen.

Balsamum Tolutanum. Es sey nicht ausgemacht, ob er von *Myroxylon toluiferum* komme, ein Theil scheine auch von *M. peruiferum* genommen zu werden. — Der Vf. hat gewifs nicht Richard's Abhandlung gelesen, oder sich nicht deren erinnert.

Belladonna. Herba. Vorsichtig aufbewahrt, kann das Kraut über ein Jahr dauern. — Das glaube ich mit dem Vf., werde aber doch darum die Vorschrift nicht zu ändern vorschlagen.

Benzoë. Die Beschreibung hätte genügender seyn können. — Worin? Der Leser wird erlauben, dafs ich ähnliche Bemerkungen nicht weiter anführe, wie bei *Rad. Bryoniae*, *Cantharides*, *Cascarilla.*

Calamus. Radix. Die Wurzel sey eher *geniculata* als *annulata*; die geschälte sey minder wirksam. — Beidem kann ich nicht beistimmen. *Geniculatum* heifst etwas ganz Anderes.

Canella alba. Der Bruch sey ausgezeichnet körnig. — Läfst sich das von einer Rinde sagen? — — Als Synonym hätte *Cort. Winteranus spurius* gesetzt werden können. — Aber so ist sie nie genannt; Statt *Cort. Winteran.* kam sie sonst nur auf den Apotheken vor, als Verwechslung.

Carduus benedictus. Die Einsammlungszeit besser *ante* als *post florum evolutionem.* — Ist *statim post* sehr verschieden?

Caricae. Die verschiedenen Sorten des Handels haben wir bei diesen und andern Kaufmannswaaren, wie *Cacao,* nicht angegeben, da dieses nicht in eine Pharmacopoe zu gehören schien.

Caryophyllata. Radix. Die Wurzel verliert gewifs sehr bald ihren Nelkengeruch.

Caryophylli. Oleum. Das spec. Gew. des Oels fand der Vf. = 1,066. — Aber taugt ein solches Oel?

Cassia cinnamomea. Oleum. Der Vf. fand es = 1,074—1,095. — Ich wiederhole die vorige Frage.

Castoreum. Das *C. canadense* will der Vf. in den ersten Theil versetzt wissen.

Cerussa. Dafs *acetico* nach *e plumbo* weggelassen, sagt schon das Druckfehlerverzeichnifs. — — Die

Anleitung, wie der Apotheker selbst *Cerussa* bereiten könne, möchte wohl selten befolgt werden.

Chamomilla romana. Der Vf. meint, die Verfälschung mit den Blumen der *Achillea Ptarmica* möge selten vorkommen. — Aber man zieht eine gefüllte *Ptarmica* häufig in den Gärten, und die Verwechslung wird dann aus der gegebenen Beschreibung nicht leicht erkannt.

China. Was die botanischen Bestimmungen der Chinasorten betrifft, so scheint der Vf. meine Abhandlung darüber in Hufeland's Journal nicht zu kennen. Sie zeigt, aus welcher Quelle alle jene Bestimmungen fliefsen, und dafs die Surrogate der ächten China, welche Mutis in den Gebirgen von Neu-Granada fand, mit den ächten Chinasorten verwechselt wurden. Da es äufserst schwer ist, die Güte der Chinarinde zu bestimmen, da es sogar noch an einem gültigen Princip dafür fehlt, so möge der Vf. es nicht übel deuten, dafs wir auf einzelne Angaben nicht Rücksicht nehmen.

Galanga. Radix. Der Vf. meint: von *Alpinia Galanga* kommt *Rad. Gal. major.*, nicht *Rad. Gal. minoris.* Diese ist chinesisch. — Auch über Kino wissen wir nichts Bestimmtes.

Lavandula. Oleum. Das spec. Gewicht fand der Vf. = 0,934. Unsere Angabe gilt allerdings für das noch einmal destillirte. — Den Ausdruck *e virenti flavum* tadelt der Vf.

Macis. Oleum. Die Farbe sey nicht *flavescens*

sondern habe einen Strich ins Röthliche. Allerdings oft.

Magnesia carbonica. Verfälscht wird *Magnes. carb.* nicht mit *Kali carbonic.* Das ist auch nicht gesagt, wohl aber hängt es zuweilen noch an. Aber die Beimengung von *Natrum sulphuricum* zu *Magnesia sulphurica* erkennt man bald an den gröſsern Krystallen, und wir sagen *crystallulis.*

Mentha. Wenn man eine Münzenart mit *M. piperita* verwechselt, so kann man zehn Arten damit verwechseln. Warum sie alle anführen? — — Bei uns ist es wirklich schwer, Kraut von *Mentha piperita* in der Menge zu bekommen, daſs der Apotheker das Oel daraus selbst bereiten könnte. Das Oel von Pfeffermünze aus England ist gewiſs das beste(?) — — Man solle darauf dringen, daſs der Apotheker die ätherischen Oele, soviel als möglich, selbst bereite, sagt der Vf. — Das glaube ich nicht. Erstlich thun die Apotheker es doch nicht, und dann wird das Oel nie so gut, wenn man die kleinsten Tröpfchen mühsam zusammen suchen muſs, als wenn man es im Groſsen gewinnt.

Natrum sulphuricum. Es löse sich schon in 1,5 auf. Nach Berzelius lösen bei 18° C. (ungefähr 15° R.) 100 Theile Wasser nur 48 Theile Salz auf. Also erfordert ein Theil Salz über 2 Theile Wasser. Dafür nahmen wir die runde und gröſsere Zahl. Es ist zweckmäſsig, nicht die geringste Menge anzuzeigen, da die Angabe für den Arzt ist, nicht für den Pharmaceuten, denn sie dient ja nicht zur Erkennung der Waare.

Nitrum crudum. Der Vf. findet es auffallend, dafs es nicht aufgenommen worden. — Dasselbe steht ja S. 64 als *Kali nitricum crudum s. Nitrum crudum* aufgeführt!

Origanum cret., Oleum. Der Vf. fand das spec. Gew. = 0,9463.

Polygala amara, Rheum, Salep, Senna, Vanilla. Der Vf. will Berücksichtigung der Handelssorten, dessen was Bernhardi über *Polygal. vulgar.* gesagt hat, der in Frankreich cultivirten Rhabarber, des einheimischen Salep. — Ist die Pharmacopoe ein Handbuch der Pharmakologie? Auch darin hat er nicht Recht, dafs wir für *Sanguis Draconis* zu viel gethan haben, denn hier folgt die Verwerfung nicht aus dem Vorhergehenden.

Sarsaparilla. Radix. Der immer stark mehlartigen Wurzel könne wohl nicht eigentlich *lignum* zugeschrieben werden. — Allerdings hält sie *lignum*, anatomisch genommen. Wir sollten ja soviel berücksichtigen, warum nicht die Wissenschaft?

Terebinthin. Oleum. Das spec. Gew. fand der Vf. = 0,891, das rectificirte = 0,8725. — Allerdings ist hier ein Fehler in der Angabe.

Valeriana. Die Wurzel aus den Harzgegenden gebe der englischen nichts nach. — Der Vf. hat Recht. Aber wenn nun die letztere dessenungeachtet von den Aerzten verordnet wird, darf der Apotheker es sich erlauben dafür die erstere zu geben?

Vitriolum album. Auf den Mangangehalt solle Rücksicht genommen werden (?). Es sey inconsequent, *Vitriolum album* zu sagen und doch *Ferrum sulphuricum* und *Cuprum sulphuricum venale.* — Aber *Ferrum sulphuricum venale* haben wir nicht, und *Vitriolum coeruleum* ist nicht so gewöhnlich als *Vitriolum e Cypro*, welcher Name etwas Falsches sagt.

Der Vf. schliefst: „Eine grofse Auswahl von Mitteln ist dem Arzte dargeboten, die grofse Sorgfalt der Bearbeitung ist einleuchtend; aber ungeachtet derselben finden wir noch manche Unvollständigkeiten, und in der Bearbeitung der Artikel keine gehörige Consequenz. Die Beschreibungen vieler sind vortrefflich und genau, bei andern aber ist dieselbe dürftig und mangelhaft; bei vielen Mitteln hat man auf die Handelssorten Rücksicht genommen, und eben so auf die Verfälschungen und Verwechslungen, bei andern aber nicht, wenn auch unter letzteren sich viele finden, die für die Praxis ungleich wichtiger sind, als mehrere von denen, bei welchen obige Verhältnisse angeführt worden". Der Vf. möge mir es nicht übel deuten: fast in allen von ihm bestimmt angegebenen Erinnerungen hat er Unrecht, und er würde sehr viele nicht gemacht haben, wenn er die Vorrede aufmerksam gelesen hätte.

Acetum aromaticum. Die Aerzte fanden den Zusatz von Weingeist nicht so nützlich als der Vf. — Ich mufs hier ein- für allemal erinnern, dafs die

Unterschiede des spec. Gew. bei allen Pflanzenauszügen äufserst gering sind, und dafs zu ihrer Bestimmung viel genauere Abwägungen erfordert werden, als man hier verlangen kann. Vielleicht haben wir schon zu viel gethan, sie bei den käuflichen Oelen aufzunehmen.

Acetum Rubi Id. und *scillit.* Der Vf. will einen Zusatz von Weingeist. — Der Geruch würde bei dem ersten sehr unangenehm seyn. —— Zu *Acet. scillit.* ist *Acet. destill.* genommen, weil er sich dann wirklich besser hält.

Acidum aceticum. S. oben.

Acidum benzoicum. Was meint der Vf. unter Berücksichtigung von Stolzen's Methode?

Acidum muriaticum, nitricum, phosphoricum. Das Verhältnifs der Schwefelsäure sey zu gering. — Für den Chemiker und Fabrikanten allerdings, für den Pharmaceuten, in Fällen, wo es nicht auf Ausbeute ankommt, vermehrt die Menge die Gefahr der Verunreinigung mit Schwefel- oder schwefliger Säure.

Acidum sulphur. und *Acid. tartaricum.* Characteristische Eigenschaften der Säuren sind kaum erwähnt, sagt der Vf., ungeachtet dieses einigermaafsen bei andern, als *Acid. succin. dep.* geschehen ist. — Hier wird sehr klar, dafs der Vf. den Sinn des Ganzen nicht gefafst hat. Wenn *Acid. sulph.* und *tartar.* auf die vorbeschriebene Weise bereitet werden, so kann bei jenem gar keine Verunreinigung, bei diesem nur die Statt finden, dafs die Crystalle gelb gefärbt sind. Dafür steht *quandiu crystalli sat albae prodeunt.* Aber *Acid. succin. depur.* wird aus den käuflichen durch Auflösung bereitet, und hier können mehrere Verunreinigungen Statt finden, daher mufsten Kennzeichen angegeben werden.

Aether sulphuricus und *Ammonium muriaticum ferrugin.* Der Vf. rühmt Geigers Methode.

Ammonium carbonicum pyro-oleosum. Der Vf. berührt hier einen schwierigen Gegenstand. Wir blieben bei der alten Vorschrift, weil sie die alte Erfahrung der Aerzte für sich hatte.

Calcaria sulphurato-stibiata. Der Vorschlag des Vfs., *Calcaria sulphurata* mit *Antimonium sulphuratum* zu glühen, erfordert doch aufserdem die Bereitung von *Calcaria sulphurata*, welche sich nicht lange aufbewahren läfst.

Ceratum Cetacei album Statt des theuren Mandelöls will der Vf. *Oleum Nucum* oder ein anderes Fett.

Extr. Semin. Hyoscyami und *Sem. Belladonnae* (?) *Extr. oleoso.-resioosum Filicis* nnd *Cubebarum Ferrum* u. *nitricum* hätten, wie der Vf. meint, Aufmerksamkeit verdient. Doch wohl nicht alle in dieser Abtheilung? In Rücksicht auf das *Extr. ol.-res. Filicis* scheint der Vf. Recht zu haben.

Fel Tauri inspissatum soll aufgekocht und filtrirt werden. — Das ist sehr bedenklich, da der Gallenstoff nicht aufgelöst in der Galle sich befindet. — — *Gas acidi carbonici* und *Gas Chlori* hat der Vf. mit Unrecht in den zweiten Theil verwiesen.

Ferrum oxydulatum (oxydat.) rubrum. Eine bessere Methode (der Bereitung?) sey wünschenswerth. Welche?

Hydrargyrum muriaticum mite. Das auf nassem Wege bereitete habe Vorzüge. — Werden die Aerzte dem Vf. das glauben?

Hydrargyrum oxydulatum nigrum. Der Vf. verweist auf viele Chemiker, deren Arbeiten wir sehr gut kannten. Die Aufgabe war, ein dem Präparat der vorigen Ausgabe so nahe als möglich kommendes zu finden. Darin mufsten wir der Mehrzahl der Aerzte nachgeben.

Kali sulphuratum. Der Vf. will zur Bereitung eine Desoxydation des schwefelsauern Kalis. — Wir durften es nicht wagen ein anderes Präparat den Aerzten in die Hände zu geben, als das geprüfte.

Liquor Hydrargyri nitrici oxydulati. Warum derselbe über Quecksilber solle aufbewahrt werden, sey nicht klar. — S. unten.

Mixtura sulphurico-acida. Der Vf. tadelt mit Recht, dafs man die Quantität des Weingeistes vermehrt habe.

Oleum Amygdalarum amararum aethereum. Die Bereitungsart hätte sollen genauer angegeben werden. — — *Oleum Chamom. terebinthinatum* tadelt der Vf., weil der Arzt dergleichen selbst verschreiben könne. — Nicht doch, es mufs ja in einiger Menge destillirt werden, und das wäre für jedes Recept nicht thunlich.

Oleum

Oleum Nucistae. Der Vf. tadelt, dafs der Apotheker es kaufen dürfe, er müsse es selbst bereiten. — Ein theures Präparat, welches nur äufserlich gebraucht wird?

Sapo jalapinus. Man solle sie durch Auflösen des Harzes in Kali bereiten. — Aber diese nie gebräuchliche Jalapenseife purgirt nicht.

Species ad Gargarisma. Der Vf. tadelt die Veränderung. — Aber es sollen durchaus nicht reizende Kräuter seyn.

Bei den über Kräuter abgezogenen *Spiritus* sollte das spec. Gew. bemerkt seyn. — Wozu?

Stibium sulphuratum nigrum. Der Arsenikgehalt werde nicht ganz entfernt, da ein *Stibium venale* zugelassen sey. — Aber es soll ja auf Arsenik geprüft werden durchs Löthrohr, und das in den Apotheken bereitete hält in der Regel mehr Arsenik als das *St. venale.*

Sulphur stibiatum aurantiacum. Die Menge des anzuwendenden Spiefsglanzes sey nicht genau ausgedrückt, sagt der Vf. nicht ganz mit Unrecht.

Tartarus ammoniatus. Der Vf. verweist auf eine Bereitungsart von Gempt in seinem Journale.

Da der Vf. selbst gesteht, dafs es besser war, die Opiumtincturen weniger concentrirt anzuwenden, so durften die kleinen vom Vf. angeführten Uebelstände nicht berücksichtigt werden.

Tinctura Scillae kalina. Der Kalizusatz ist dem Vf. nicht einleuchtend. — Er ist medicinisch.

Unguentum Hydrargyri cinereum. Durch Zusammenreiben mit geschmolzenem Fette geschehe die Zertheilung leichter. — Wir zweifeln.

Der Vf. geht nach einigen, schon oben angeführten, verfehlten Vorwürfen zum zweiten Theile über.

Croton. Oleum. Eine Bereitung des Oels entweder durch Auspressen, oder noch besser durch Ausziehung der Saamen mit Alkohol ist nicht angegeben. — Wozu? Will man das erprobte indische Oel durch eine unsichre Bereitung ersetzen?

Morrhua. Asellus. Oleum jecoris. Hier fehle eine Beschreibung sagt der Vf. nicht mit Unrecht.

Ratanha. Extractum. Der Vf. tadelt, dafs man das südamerikanische aufgenommen. — Nach den Erfahrungen vieler Berliner Aerzte ist es wirksamer als das hier bereitete.

Aurum muriaticum. — Was sollen wir mit Figuier's Versuchen?

Linimentum ammoniatum u. s. w. werden häufiger gebraucht, als mehrere *Composita* des ersten Theils, und wären zweckmäfsiger in diesen gestellt, meint der Vf. — Halten sich denn diese Medicamente? — — Statt *Morphium aceticum* will der Vf. *Morph. sulphuricum*? Aber von diesem haben wir noch weniger medicinische Erfahrungen.

Ich danke dem Vf. für einige Erinnerungen, qedauere aber, dafs der geschickte Mann mehr als alle andere den Gesichtspunkt verfehlt hat.

In desselben Hrn. Dr. B r a n d e s Archiv des Apothekervereins im nördlichen Deutschland (B. 23 S. 225) ist eine kritische Beurtheilung der Pharmacopoe von einem U n g e n a n n t e n. Müde der Erwiederungen, bitte ich um Erlaubnifs nur wenig daraus anführen zu dürfen. Dem zweiten Theil der Pharmacopoe giebt er den Titel: *Medicamenta quae in officinis non praesto esse debent, uti a Medicis raro petuntur, uti saepius vero secundum praescriptam formulam paranda sunt.* Das verstehe ich nicht. Er meint, der Arzt sey nicht befugt zu fordern, auch bei Anwendung der ältern Benennungen, dafs ein Medicament auf die ältere Weise bereitet werde. — Befindet sich auf dem Recepte der blofse Name, so mufs der Apotheker der Pharmacopoe folgen, sonst darf der Arzt ja nur dazu setzen, das Medicament solle nach der alten Vorschrift bereitet werden, und sollte der Apotheker gegen alles Erwarten sich sträuben, so darf er nur die Bereitung abschreiben. — Die Pharmacopoe soll ein zweckmäfsiges Elementarbuch seyn. — Und auch Gesetzbuch? — — Bei dem rohen Essig haben die Vf., sagt er, die Prüfung auf Schwefelsäuregehalt mittelst eines Barytsalzes, sonderbar genug, nicht genügend gefunden, u. s. w. — Der Vf. hat nicht an Gyps gedacht, welcher durch gemeines Wasser in den Essig kommt, nicht an schwefelsaures Kali, welches oft im Essig ist. *Succus Citri italicus* soll verworfen werden, vielleicht mit Recht. Eben so richtig ist es, dafs beim blausauren Eisenkali die Angabe des Wassergehaltes fehle.——Ich will dem Vf. rathen, die grofsen Crystalle des blausauren Eisenkalis aus dem Handel zu nehmen, wo es sehr im Grofsen bereitet wird, und es nicht umzucrystallisiren, weil dann die Crystalle kleiner, und schwer zn sondern sind.———Bei mehrern Producten des Pflanzenreichs, sagt der Vf., sind noch die Mutterpflanzen als *Plantae ignotae* aufgeführt, und der neusten Forschungen ist gar keine Erwähnung geschehn, z. B. bei *Rad. Galangae, Galbanum, Ammoniacum* u. a. m. — Ich bin ein zu alter Schriftsteller, als dafs ich noch verdrüfslich werden sollte, wenn sich die Oberflächlichkeit der gründlichen Forschung gegenüber stellt. Hr. Dr. Brandes führt doch seine Gewährsmänner an, aber der Ungenannte spricht ab. Schon oben habe ich bemerkt, dafs die Erinnerung über *Galanga* auf einer Verwechslung von *Rad. Galangae majoris et minoris* beruht. Ich verweise den Vf. auf *Roxburgh Flor. indica ed. Wallich. Serampore* 1820. *T.* 1. *p.* 60, ein Buch, welches der Vf. vermuthlich nie gesehn hat. Dafs die Pflanze Oschach, von welcher das Ammoniak kommen soll, ungewifs sey, erwähnt Hr. Dr. Brandes selbst. Man mufs *Ferula persica* kennen, um zu wissen, dafs Ammoniak nicht davon kommen kann. Sprengel vermuthet, viel wahrscheinlicher, dafs Sagapen daher rühre. Hr. Dr. Brandes meint doch wenn auch die Art, wovon *Galben.* erhalten werde unbestimmt sey, daſs das *Genus* müsse angegeben werden, aber nichts ist ungewisser als in der Ordnung der Umbellenpflanzen dieses zu thun. — — Bei den Bemerkungen über die Bereitung des *Acet. concentr.* und *Acid. acetic* vergiſst der Vf., daſs letztrer nur zum Aufriechen dient. — — *Aether phosphoratus* solle in den zweiten Theil. — Aber er wird oft in den dringendsten Fällen verschrieben, wo jede Verzögerung gefährlich ist. — — Bei *Aqua oxymuriatica* wünscht der Vf. einen Wink für Aerzte, wie sie das Mittel verordnen sollen, damit es nicht zersetzt werde. — Wahrlich solcher Winke müſsten noch viel mehr seyn, wenn wir eine *Materia medica* schreiben wollten. — — Ueber *Oxydum hydrargyrosum* hat der Vf. nicht einmal das Druckfehlerverzeichniſs nachgesehen. — — Was der Vf. über die Spieſsglanzpräparate und ihren Gehalt an Arsenik sagt, trifft nicht. Serullas hat gezeigt, wie schwer es sey, diese Präparate ganz von Arsenik zu befreien, wir glaubten aber, daſs wir ihn wenigstens sehr vermindern und unschädlich machen würden, wenn wir das metallische Spieſsglanz verwürfen, welches vor dem Löthrohre Arsenikgeruch verbreitet. Die Apothekenvisitationen zeigten uns, daſs in dieser Rücksicht eine groſse Verschiedenheit Statt finde, auch bemerkten wir keinen Unterschied an dem selbst bereiteten, oder käuflichen metallischen Spieſsglanze. Darum lieſsen wir die Apotheker dieses Metall kaufen, schrieben aber vor, es durch das Löthrohr auf Arsenik zu prüfen. Die übrigen Erinnerungen sind bei andern vorgekommen.

Die übrigen Beurtheilungen werde ich in einem andern Aufsatze prüfen.

Link.

FSC
www.fsc.org
MIX
Papier | Fördert gute Waldnutzung
FSC® C083411

Zeitfracht Medien GmbH
Ferdinand-Jühlke-Straße 7
99095 Erfurt, Deutschland
produktsicherheit@kolibri360.de